NE PANIQUES PAS DU SIDA MAIS

PRENDS SOIN DE TOI

PAR

KIBOKO FRANÇOISE MACHOZI

Traduit de l'Anglais en Francais par

Kiboko Francoise Machozi

Auteur de la version originale:

Kiboko Francoise Machozi

www.savelife.co.za

CONTENTS

INTRODUCTION

L'objectif de ce livre est d'aider la population à comprendre ce qu'est l'HIV/SIDA, comment ceci se développe dans le corps humain et comment le combattre parce que, pour bien combattre ton ennemi, il faut le connaitre à fond.

Montrer aux individus comment les antirétroviraux agissent et comment ils doivent être pris pour éviter la résistance.

Faire comprendre aux individus que le SIDA n'est qu'une maladie chronique parmi tant d'autres et qu'il peut être bien contrôlé autant que les autres maladies chroniques le sont.

Intégrer dans la mentalité des individus la notion de la prévention parce que l'HIV peut être mieux prévenu que l'hypertension ou le diabètes mellitus, parce qu'il est dit en effet "qu'un peuple averti en vaux deux"

La bible dit dans le livre de Hosé 4,6: Mon peuple périt à cause de l'ignorance.

L'HISTORIQUE DE L'HIV/SIDA

Le mot "HIV" veut dire *Human Immunodeficient Virus,* qui, tout simplement signifie: le virus humain de l'immunodépression.

SIDA veut dire "Le syndrôme de l'immunodépression acquise.

Au début l'HIV était considéré comme une infection des animaux. La transmission était aussi par les rapports sexuels mais sans provoquer l'immunodépression chez l'animal.

Les humains pensent que la maladie serait transmise de l'animal à l'être humain pendant le processus d'immolation.

Chez les humains l'HIV affaiblit le système immunitaire, ceci fait que, la personne devienne vulnérable à beaucoup de maladies.

Il ya plusieurs types d'HIV:

HIV 1 et HIV 2

HIV 1 fut découvert en 1983 en Afrique central chez un chimpanzé.

Actuallement ce virus est répendu au travers le monde.

HIV 1 est subdivisé en deux sous groupes:

Group M (major)

Group O (outlier)

Au Cameroon on a trouvé un nouveau groupe récemment. Il s'agit du groupe N.

Le groupe M constitue la majorité du HIV 1.

HIV 1 groupe M est subdivisé en sous groupes qui prennent les lettres alphabétiques de A à J.

Le groupe O est petit,

HIV 2 était découvert en 1980s chez un singe en Afrique de l'ouest.

Ce virus est exclusif en l'Afrique de l'ouest.

HIV 2 se compose de 5 sous groupes.

LE MODE DE TRANSMISSION DE L'HIV

La transmission de la maladie se fait par cinq voies principales:

Les rapports sexuels non protégés avec une personne contamiée.

La transfusion du sang contaminé.

L'usage du matériel médical contaminé (aiguilles, séringues et bistouries).

La transmission survénant au moment de l'accouchement de la mère malade à l'enfant.

La transmission à partir du lait maternel d'une mère contaminée.

LE CYCLE DEL'HIV

Il est nécessaire de comprendre le cycle de vie d'HIV et sa réplication parce que, ceci vous permettra de comprendre le mode d'action des antirétroviraux.

En bref je dirais que le virus a 3 stades de développement:

Stade I: Le virus s'attache au récepteur du Lymphocyte T4 (cellule du système immunitaire) qui est le CD4 comme une clef s'attache à sa serrure ou comme les pièces d'un puzzle.

Stade II:

Le virus pénétre dans le cytoplasme du T4 et mélange ses éléments aux éléments du T4; ceci infectera le T4 de telle sorte que le T4 et le virus deviennent une seule chose.

Stade III:

Le virus commence à se reproduire en utilisant le matériel génétic du T4. Ce sont ces nouveaux virus qui à leur tour infecteront les autres T4 afin de continuer le cycle.

LE SYSTEME IMMUNITAIRE

Le système immunitaire protége le corps contre toute sorte d'infection.

Il est composé des cellules appelées anticorps ou globules blancs. Ceux ci sont produits par l'organisme qui constate la présence des germes ou antigènes.

Les antigènes sont des protéines qu'on trouve sur la surface des germes et qui sont capable de provoquer la production d'anticorps par l'organisme de l'hôte.

Il ya plusieurs sortes d'anticorps:

Lymphocytes

Basophiles

Eosinophiles

Neutrophyles

Monophyles

Macrophages

Dans ce livre nous parlerons plus des lymphocytes parce que, ce sont les anticorps qui sont consernés dans le cas d'une infection à l'HIV.

L'HIV détruit spécifiquement les lymphocytes T4 en les utilisant pour sa réplication. Ceci affaibli le système immunitaire et rend le corps vulnérable à toute sorte d'infection.

Les lymphocytes constituent trente pourcent des globules blancs (anticorps). Ils détruisent les virus et soutienent les autre globules blancs à combattre tout genre d'infection.

Il existe deux genres de lymphocytes:

Les lymphocytes B et les lymphocytes T.

Les lymphocytes B se forment et se développent dans la moelle osseuse par contre les lymphocytes T se forment dans la moelle osseuse mais se développent dans le Thymus.

Les lymphocytes T se divisent en trois principaux groupes qui sont:

T4 ou (CD4 cells): Ce genre de lymphocytes détruit les virus et assist les autres globules blancs à combattres les infections bacteriennes et fongiques.

T8 ou CD8 cells arrêtent la destruction des celleules normales par les autres lymphocytes.

Lymphocytes T cytotoxiques ou CTLs ce sont des lymphocytes qui ont l'habilité de reconnaitre et de détruire les cellules infectées pour arrêter le processus d'infection.

CD4 veut juste dire *Cluster de Differentiation 4*, C'est une protéine qu'on trouve sur la surface des lymphocytes T4 et sur la quelle le virus s'attache avant de pénétrer la cellule et l'infecter. (Premier stade du cycle de vie de l'HIV)

Il y a beaucoup de protéines mais nous parlerons du CD4 et du CD8.

Le CD4 est le récepteur de l'HIV dans le corps humain.

L'HIV vit dans l'organisme humain au dépend du lymphocyte T4. Ceci est la raison pour la quelle le taux des virus dans le corps humain arrête de progresser quand le taux de lymphocytes atteint le niveau zéro.

Les T4 cells sont évalués en quantifiant les CD4.

Au début de l'infection, le corps s'arrange naturellement pour remplacer les lymphocytes detruits par les virus mais après un certain temps celui-ci sera incapable de les remplacer et le nombre des lymphocytes commencera à chuter jusqu'à atteindre le niveau zéro.

Plus le CD4 diminue, moins sera la défense de l'organisme aux infections.

Le taux des virus arrêtera de progresser une fois que le CD4 atteint le niveau zéro.

Le taux normal de CD4 varie entre 700-1000 cellules/ μl

Une fois que le taux de CD4 est en dessous de 350, la personne développera les infections opportunistes, et elle sera considérée comme ayant le SIDA.

Si la personne ne prend pas les antirétroviraux, son CD4 diminuera avec une moyenne de 100 cellules par an. Une fois que le CD4 est en dessous de 50, l'espérance de vie est d'une moyenne de 12 mois.

L'HIV ne tue pas mais affecte le système immunitaire de telle sorte que la personne devienne vulnérable à toute sorte de maladies et ce sont ces dernières qui peuvent la tuer.

Pour une illustration:

Considére ton corps comme un pays

Ton système immunitaire comme les millitaire de ton pays et l'HIV comme les rebels.

Imagine que ton pays n'a pas d'armé toute sorte de rebels peut l'attaquer sans résistance.

C'est la même chose avec un corps atteint du SIDA.

LES EXAMENS DU SANG EN CAS D'HIV

Toute personne est sensée connaitre qu'elle est infectée d'HIV ou pas.

Il ya beaucoup d'examens qui doivent être fait dans le cadre de l'infection à l'HIV.

Ces examens sont effectués pour les raisons suivantes:

-Diagnostic,

-Evaluation du système immunitaire

-Evaluation du taux de virus dans le corps

-Evaluation de differents organes du corps

-Diagnostiquer les infections opportunistes.

1.LE DIAGNOSTIC DE L'HIV

Le diagnostic de l'HIV se fait par trois différentes méthodes qui sont:

1. 1. LA RECHERCHE D'ANTICORPS DANS LE SERUM SANGUIN.

La présence d'anticorps contre l'HIV dans le sang d'une personne est une preuve tangible de l'infection à l'HIV.

Ces anticorps sont identifiés dans le sang d'une personne infectée, entre la 6ème et la 12ème semaine de l'infection, mais dans certains cas ceci peut aller jusqu'à six mois avant que l'organisme humain ne produise suffisamment d'anticorps pouvant être identifié par un test spécifique.

Il y a beaucoup de tests capables de détecter les anticorps contre le virus dans le corps, entre autre nous avons:

Les tests primaires

Ces tests sont moins cher, facile à faire mais le pourcentage des faux résultats est élevé.

Une personne qui souffre du Lupus, Syphilis ou du Lyme peut être diagnostiquée HIV positif, alors qu'elle ne l'est pas.

Ces tests sont fait en première position et tous les résultats positifs sont confirmés par un test de confirmation mais les résultats négatifs sont confirmés par le même genre de test après une certaine période selon la période fenêtre du test choisi.

Parmi ces tests nous avons:

EIA: Enzyme immune assay.

HIV ELISA: Enzyme linked immunosorbent assay.

Les tests de confirmation ou sécondaires

Ces tests sont plus précis que les primaires mais ils sont plus chers, et exigent un personnel qualifié pour les faire.

Ils sont fait pour confirmer les tests primaires qui étaient positifs.

Parmi ces tests nous avons:

Western blot assay

Indirect immunofluorescent antibody assay

A line immunoassay

NB: Un test de confirmation annule le résultat du test primaire.

1. 2. L'IDENTIFICATION DES ANTIGENES D'HIV DANS LE SANG

Un antigène est une protéine qui provoque la production d'anticorps par le système immunitaire de l'hôte.

Le test de la protéine P24 détecte la présence de la protéine P24 qu'on trouve sur la surface du virus et qui provoque la production d'anticorps par le système immunitaire de l'hôte.

Ce test est efficace à partir de la première semaine de l'infection jusqu'à la troisième parce que la réplication des virus est accentuée à cette période. Ce test permet de diagnostiquer le virus avant que le corps ne produise suffisamment d'anticorps pouvant confirmer la présence du virus dans le corps de l'hôte.

Une fois que les anticorps contre le virus sont produits le test de l'antigène P24 ne sera plus efficace par ce que ces derniers se fixeront sur les anticorps. Ceci est la raison pour la quelle après trois semaines de contamination il est recommandé de procéder par les tests qui détectent la présence d'anticorps.

Le test de l'antigène P 24 est recommandé en cas de:

Viol, blessure avec un instrument contaminé, pour le diagnostic de l'HIV chez les nouveau-nés qui étant nés des femmes HIV positif.

Un test de l'antigène P24 qui est négatif peut signifier que la personne n'est pas contaminée, soit que la personne est contaminée mais le niveau de l'antigène P24 est tellement bas que le niveau détectable du test. Dans un cas pareil il est recommandé de procéder au test de confirmation.

1. 3. TESTS A BASE DE L'ACIDE NUCLEIQUE

Ces tests détectent la présence des virus en identifiant leur matériels génétics. Parmi ces tests nous avons:

DNA PCR (viral load)

RNA PCR

Ces tests sont fait pour différentes raisons qui peuvent être:

1. Le diagnostic précosse de l'HIV en cas de viol par exemple.

2. Ce test est aussi fait pour diagnostiquer l'HIV chez les nouveau-nes étant nés des mères HIV positif.

3. Pour confirmer un test primaire.

4. Pour évaluer l'efficacité du

   traitement

PERIODE FENETRE

Pour tous les tests du diagnostic d'HIV, il ya toujours la période fenêtre, c'est à dire la période avant la quelle l'organisme humain ne peut reconnaitre la présence des virus et produire les anticorps spécifiques ou le temps avant le quel le virus ne peut être identifié dans l'organisme de l'hôte.

Ceci est la raison pour la quelle le médecin demandera de répéter le test après une période de temps selon le test choisi.

Un test de l'HIV qui soit négatif doit être confirmé par un deuxième test. Dans un cas pareil il n'est pas nécessaire de procéder à un test de confirmation mais juste répéter le même test primaire selon sa période fenêtre. Au cas où le deuxième test est positif, il sera nécessaire de procéder au test de confirmation.

NB: Une personne est en mesure de transmettre le virus pendant la période fenêtre.

ESTIMATION DE LA PERIODE FENETRE SELON LA METHODE CHOISIE

EIA: 21 à 90 jours mais dans certains cas ceci peut aller jusqu'à 180 jours.

ELISA: 23- 42 jours à partir du jour de la contamination.

P24 antigen: 7 a 21 jours.

DNA PCR: 16 jours.

RNA PCR: 11 jours.

2. COMMENT SURVEILLER L'INFECTION A L' HIV?

La surveillance de l'infection au virus est assurée par:

L'appréciation du système immunitaire

L'évaluation du taux de virus dans l'organisme humain

Le diagnostic des infections opportunistes

1. L'EVALUATION DU SYSTEME IMMUNITAIRE

En cas d'une infection à l'HIV l'appréciation du système immunitaire se fait en quantifiant les lymphocytes T4.

Le taux des lymphocytes T4 montre à quel degré le système immunitaire est affecté.

Le taux normal des lymphocytes T est entre 700 et 1000 cells/ μl.

Le traitement aux antirétroviraux peut être initié à n'importe quel moment de la maladie; mais la dix-huitième conférence internationale sur le SIDA ténu en 2010 avait décidé d'initier le traitement dès que les lymphocytes T4 atteignent le niveau 500 cells/μl.

En Afrique du Sud le traitement antirétroviral est initié une fois que le taux des lymphocytes est en dessous de 350 cells/μl.

2. LE TAUX DE VIRUS DANS LE CORPS.

Le taux de virus détermine le nombre des virus dans un organisme affecté. Ca te donne une idée sur l'évolution de la maladie, aussi ça permet d'évaluer l'efficacité du traitement auquel l'individu est soumis. C'est aussi un indice qui permet de diagnostiquer la maladie à son début.

Ce test doit être fait avant d'initier l'individu aux antirétroviraux, ceci permettra d'avoir un point de référence pour évaluer l'efficacité du traitement plus tard. Le taux de virus dans un organisme vivant doit diminuer à partir du moment où le malade commence la prise des antirétroviraux et doit disparaitre après un certain temps.

Quand le taux de virus dans le sang devient non détectable, cela ne veut pas dire que l'individu est guéri du SIDA ou qu'il est devenu HIV negatif; mais ceci veut dire que le niveau des virus est plus bas que le niveau détectable du test utilisé.

Pour illustration:

Quand vous avez un verre plain d'eau mélangé aux perles et qu'à chaque heure vous sortez une cuillère d'eau, celle ci aura de l'eau et des perles. Après avoir sortie cette cuillère d'eau vous la remplacez par une autre cuillère d'eau mais cette fois ci sans perles. A la fin de la journée, vous verez que le nombre de perles a sensiblement baissé mais la quntité d'eau est la même. Il arrivera de fois que vous sortirez une cuillere d'eau sans perles, cela ne veut pas dire qu'il n'y a plus de perles dans le verre, mais c'est seulement par ce que le niveau des perles a sensiblement baissé pour être pris par la cuillère.

Une personne ayant un taux de virus indétectable doit continuer sa médication comme si son taux de virus était détectable. Autrement le peu de virus qu'il ya dans son corps se multipliera très rapidement et cette fois ci ces virus seront résistants aux antirétroviraux qu'elle prenait et le médecin sera obligé de changer de traitement.

LES AVANTAGES D'AVOIR UN TAUX DE VIRUS INDETECTABLE

Une personne ayant un taux de virus indétectable devient:

En bonne santé comme si elle n'était pas infectée par le virus, son système immunitaire s'améliore, ceci se traduit par l'augmentation de son taux de lymphocites T4.

Les infections opportunistes disparaissent.

Le poids du malade augmente aulieu de diminuer.

Le risque de contaminer les autres diminue mais ce risque ne disparait pas. Si c'est une femme enceinte le risque de passer la maladie à son bébé est aussi réduit.

3. EVALUATION DES DIFFERENTS ORGANES DU CORPS

Avant d'initier le malade aux antirétroviraux, certains examens doivent être fait pour déterminer l'état des différents organes du corps entre autre:

Le foie, les reins, le niveau du cholesterol, les reticulocytes…..

Pour évaluer le foie le médecin recommandera un test qu'on appelle SGPT (ALT)

Pour évaluer les reins le médecin recommandera le taux de créatinine dans le sang.

Pour évaluer le taux du cholesterol le médecin recommandera le taux de cholesterol dans le sang.

Pour évaluer le taux des réticulocytes le médecin recommandera le sang complet.

C'est sur base du résultat de ces tests que le choix des antirétroviraux sera fait. Il y a des antirétroviraux qui peuvent affecter le foie, ces derniers ne doivent pas être donnés à quiconque ayant un problème de foie.

Il ya aussi des antirétroviraux qui peuvent affecter les reins, ils ne doivent pas être donnés à quiconque ayant un probléme rénal.

Il y a des antirétroviraux pouvant augmenter la synthèse de cholesterol, ils ne doivent pas être donnés à quiconque ayant un taux élevé de cholesterol.

Il ya aussi des antirétroviraux pouvant affecter la moelle osseuse et la production normale des globules rouges, ils ne doivent pas être donnés à quiconque ayant un problème de synthèse des globules rouges.

Tous les examens doivent être répétés six à huit semaines après que le traitement soit initié et chaque six mois afin d'apprécier l'état des différents organes du corps étant donné que les antirétroviraux peuvent endommager certains organes, mais aussi pour apprécier l'efficacité du traitement.

4. LE DIAGNOSTIC DES INFECTIONS OPPORTUNISTES

Les infections opportunistes sont celles qui n'affectent pas facilement une personne en bonne santé, mais ces infections en profitent quant le système immunitaire est affecté.

Parmi ces infections nous avons:

La tuberculose, la pneumonie, la syphilis, l'herpes, la candidose...

Il ya aussi d'autres conditions qui sont plus frequentes chez les malades atteints du

SIDA. Il s'agit du cancer de sein et du col utérin.

Les tests recommandés pour diagnostiquer ces maladies sont:

Les examens des crachat au ziehl pour détecter la tuberculose. Selon les cas et les symptômes que le malade présente le médecin peut aussi recommander la culture des crachats ou la radio des poumons pour détecter la tuberculose. Le test à la tuberculine peut aussi être fait.

VDRL (RPR): Test fait pour détecter la syphilis.

LE TEST DE PAPANICHOLAU: Test fait pour diagnostiquer le cancer du col utérin.

MAMMOGRAPHIE: Radiographie et échographie des seins pour détecter le cancer des seins.

LA PROPHYLAXIE DES INFECTIONS OPPORTUNISTES

1. IMMUNISATION

La vaccination peut être faite à tous les malades d'HIV ayant un taux de lymphocites T4 supérieur à 200.

La vaccination est évitée chez les malades ayant un taux de lymphocites 4 inférieur à 200 étant donné qu'elle peut conduire à une infection mortelle.

Les vaccins recommandés aux malades atteints d'HIV sont:

Les vaccins contre la grippe, la pneumonie, la fièvre jaune, l'hépatite B.

2. LA PREVENTION DU TUBERCULOSE

Pour prévenir la tuberculose une dose journalière de l'INH (IsoNicotinyHydrazine ou Isoniazide) est administrée pour une durée de six mois à tous les malades atteints d'HIV qui n'ont pas la tuberculose, indépendamment au taux de lymphocites T4.

Précaution: Isoniazide peut affecter le foie et les nerfs périphériques. Ceci est la raison pour la quelle, il est recommandé aux malades soumis à ce produit de signaler leurs médecins ou soit les infirmiers de leurs cliniques toute notion de jaunisse, nausées, vomissement, urines sombres, demangeaisons, aussi bien que toute douleur nerveuse.

Une dose journalière de pyridoxine est associée à l'isoniazide pour prévenir la douleur nerveuse.

Parfois le médecin peut recommander un test de tuberculose avant de soumettre la personne à l'isoniazide, si la personne est atteinte de la tuberculose elle ne recevra pas l'Isoniazide à titre préventif mais plutôt à titre curatif en association avec d'autres tuberculostatiques.

3. LA CO-TRIMOXAZOLE A TITRE PREVENTIF

Pour prévenir la pneumonie et les autres infections bactériennes il est recommandé à tous les malades atteints d'HIV et dont le taux de lymphocites T4 est inférieur à 200, de prendre la co-trimoxazole 960mg/jour à titre préventif jusqu'à ce que leur taux de lymphocites T4 devienne supérieur ou égal à 200 cells/ µl. En cas d'allergie à la co-trimoxazole, un autre produit sera donné, mais si l'allergie n'est pas sévère le médecin donnera la co-trimoxazple en association avec un corticoid.

LE TRAITEMENT ANTIRETROVIRAL

Beaucoup de choses doivent être compris avant que le malade ne se décide de commencer son traitement.

La personne doit connaitre ce que c'est un traitement antirétroviral, comment cela agit dans le corps et comment ça doit être pris pour un bon résultat.

Une fois que le traitement aux antirétroviraux a été initié, il ne doit pas être arrêté amoins qu'il soit initié pour un but prévenif.

Le produit doit être pris tous les jours et à la même heure.

La personne doit être informée de tous les effets sécondaires et des réactions allergiques possible des antirétroviraux spécifiques qu'elle aura à prendre. Ceci permettra à la personne d'identifier le risque et consulter d'urgence pour éviter le pire.

Tous les signes anormaux et tous les effets secondaires doivent être signalés au personnel soignant.

En cas d'allergie ou d'intoxication, le traitement sera changé d'urgence.

Le malade doit manger une nourriture équilibrée et surtout augmenter la consommation des végétaux et des fruits, il doit boir suffisamment d'eau fraiche, il doit éviter le stress et faire le sport régulièrement.

Si la personne est sexuellement active, elle doit user du préservatif. Ceci l'aidera à protéger son parténaire sexuel mais aussi à se protéger soi même contre la recontamination, étant donné qu'elle ne connait pas l'état de son parténaire.

Une relation sexuelle non protégée peut t'exposer à un autre type d'HIV et augmenter le risque de résistance au traitement.

Le fait d'avoir les rapports sexuels non protégés diminuera l'efficacité du traitement par le fait que les antirétroviraux diminuent la quntité des virus dans le sang au moment où les rapports sexuels non protégés ajoutent d'autre souches de virus qui peuvent être résistants au traitement.

NB: Une autre réalité est que, le virus que tu transmets à ton parténaire aujourd'hui, peut se retrouver chez ta fille après être passé par toute une série de personnes.

Ex: Mr Kasongo transmet le virus du SIDA à Laurette, Laurette le transmet à Sibusiso, Sibusiso le transmet à Ngalula, Ngalula le transmet à Mokoena, Mokoena le transmet à Rose, Rose le transmet à Tshimanga qui finalement le transmet à la fille de Mr Kasongo.

En protégeant ton parténaire tu protéges indirectement ceux qui te sont chers.

Avant de soumettre quelqu'un aux antirétroviraux certains examens doivent être faits et le choix d'antirétroviraux sera basé sur les résultats de tous ces examens.

Voici la liste de ces examens:

CD4 cells count

Le taux des virus dans le sang

La créatinine

La SGPT

Le lipogram

Le sang complet

Ces examens sont fait avant d'initier le traitement, six semaines plus tard et tous les six mois afin d'évaluer l'efficacité du traitement et d'apprécier l'état des organes du corps.

Le taux des virus est un bon indicateur de l'efficacite du traitement.

Après 6 semaines de traitement il doit y avoir une chute considérable des virus et après 16 a 24 semaines le taux des virus doit être indétectable.

L'échec du treatment:

On parle de l'échec du traitement ou de la résistance au traitement lorque le taux de virus ne diminue pas mais plutôt augmente avec plus de 1000 copies/µl malgré la fidèlité du malade à un traitement correct. Dans un cas pareil il est recommandé de changer de traitement mais ceci est une situation un peu difficile pour les malades ayant changé de traitement plus de deux fois.

L'augmentation du taux de lymphocites T4 est différent d'un malade à l'autre mais normalement il ya une croissance considérable des lymphocytes T4 après 4 semaines de traitement.

L'augmentation des lymphocytes T4 est d'une moyenne de 100 cells par an.

Dans d'autres cas il n'y aura pas d'augmentation de lymphocytes T4 malgré que le taux des virus est indétectable. Dans un cas pareil, le médecin ne changera pas de traitement.

LES ANTIRETROVIRAUX

Actuellement il n'y a pas de produits capable de guérir du SIDA, mais il ya des produits qui sont donnés dans le but de:

Réduire le taux de virus dans le corps jusqu'à ce que ces derniers deviennent indétectables.

Augmenter le CD4 cells count, améliorer le système immunitaire et la résistance aux maladies

Améliorer la qualité de vie

Extendre l'espérance de vie.

Réduire la transmission du virus

NB: Ces buts ne peuvent être atteints que si le traitement est correctement prescrit et s'il est pris selon la prescription.

Pour qu'un traitement soit efficace, il doit être prescrit par un personnel qualifié.

C'est le taux de virus qui déterminera l'efficacitê du traitement.

RECOMMANDATION POUR LA PRISE DES ANTIRETROVIRAUX.

Pour éviter la résistance des virus au traitement et pour avoir le meilleur résultat, les antirétroviraux doivent être combinés par trois ou par quatre selon les cas.

Cette association réduit sensiblement le taux de virus et augmente le CD4 cells.

L'INTERACTION ENTRE LES ANTIRETROVIRAUX ET LES AUTRES MEDICAMENTS

Une interaction entre les antirétroviraux et les autres médicaments est possible. Ceci peut être que l'un des produits augmente ou soit diminue l'effet métabolique de l'autre, ou soit que les deux produits ont les mêmes effets sécondaires. Ceci est la raison pour la quelle il est recommandé aux malades atteintS du SIDA de toujours signaler leurs médecins de leur état et aussi montrer les médicaments aux quels ils sont soumis.

Est ce que le port du préservatif est nécéssaire au cas où les deux parténaires sont atteints?

Oui le port du préservatif est recommandé même si tous les deux parténaires sont infectés. En ayant les rapports sexuels sans protection, les deux partenaires ne feront qu'échanger les virus et il leur sera difficile d'atteindre le niveau où le taux de virus devient indétectable.

En ayant les rapports sexuels sans protection la personne s'expose à un nouveu type de virus qui peut être résistant au traitement qu'elle prenait.

Quand une personne fait les rapports sexuels sans protection, d'une part, elle réduit le nombre de virus et de l'autre côté, elle en augmente comme pour remplacer les virus qui ont étés éliminés. Ce sera difficile pour une personne pareille d'atteindre le niveau où le taux de virus est indétectable.

L'EXERCISE PHYSIQUE ET LA NUTRITION
Une personne atteinte d'HIV tachera de manger une nourriture équilibrée et surtout beaucoup de légumes frais et de fruits afin de fortifier son système immunitaire et éliminer les toxines.

Elle doit aussi manger une nourriture riche en fibres végétaux afin de réduire le taux du mauvais cholesterol, étant donné qu'il ya d'antirétroviraux qui augmentent le taux du mauvais cholesterol dans le sang.

La personne tachera de boire suffisamment d'eau fraiche.

L'usage des vitamines fortes est à encourager, mais les légumes frais et les fruits sont meilleurs amoins que la personnes souffre d'une condition qui rende difficile l'alimentation par exemple en cas de candidose oropharyngéal ou de vomissements.

L'exercice physique est très nécessaire pour réduire le mauvais cholestérol et augmenter le bon cholestérol.

L'exercice physique réduit le stress et améliore le système immunitaire.

NB: Le stress diminue la défense de l'organisme aux maladies

LES INFECTONS OPPORTUNISTES

 Ce sont les infections qui ne se développent qu'en cas d'immunodépression.

Parmi ces infections nous avons:

La tuberculose

La pneumonie

Candidiase

Herpès zooster

Herpès genital

Dermatose séborrheic

Eosinophilic et bactérial folliculite

Infection fungal

La diarrhée

La liste est très longue.

TUBERCULOSE

La tuberculose est une maladie causée par le mycobactérium tuberculosis appelé aussi "le bacille de Koch".

La tuberculose était d'abord connu comme une maladie des animaux. Ce n'est que plutard que la maladie s'est rependue parmi les humains.

En Europe de l'Ouest aussi bien qu'en Amerique, la tuberculose était découverte dépuis les années 1700. Plutard la maladie s'est propagée en Europe de l'Est, en Asie, et en Amerique du sud. En Afrique la TB a été observée seulement à partir du 20ème siècle.

En 1772 Benjamin Martin découvre que la TB était une maladie infectieuse et contagieuse. Il a même précisé que la contamination se fesait par la voie respiratoire.

En 1882 Albert Koch identifia l'agent causal de la tuberculose à partir de la culture des crachats, il détermina que c'était le mycobactérium tuberculosis. Ceci est la raison pour la quelle il est appellé jusqu'à ce jour bacille de Koch.

En 1919 Albert Calmette et Camille Guerin découvrent le vaccin contre la tuberculose qui est utilisé jusqu'à ce jour et qui porte leurs noms BCG (Bacille de Calmette et Guerin).

En 1921 ce vaccin fut utilisé pour la première fois chez les humains.

LA TRANSMISSION DE LA TUBERCULOSE

Les mycobactérium tuberculosis sont liberés pendant qu'une personne infectée et non traitée respire, parle, rit, pleure, éternue ou tousse.

La transmission se fait par la voie respiratoire. De fois une personne peut être contaminée en touchant les crachats du malade.

Il ya des conditions pour que la tuberculose contamine une personne:

La présence d'un malade atteint de la tuberculose, et qui n'est pas sous traitement.

Le récéveur doit être souffrant d'une condition immunodéficiente comme la grossesse, la malnutrition, le SIDA, le diabètes, la dépression, le cancer, la prématurité d'un bébé, la vieillesse….

La source et le récéveur doivent partager le même local pendant une longue période. Ex: Les individus travaillant dans un même local ou restant dans une même maison…

La transmission de la tuberculose est plus accentuée pendant l'hiver par ce que les individus restent dans la maison toutes les portes et toutes les fenêtres étant fermées pendant toute la journée, alors qu'en été les individus sont tout le temps déhors et même s'ils sont dans la maison les portes et les fenêtres sont ouverts et peut être aussi le ventillateur est allumé afin de diluer l'air.

LA PREVENTION DE LA TUBERCULOSE

Pour prévenir la contamination nous dévons:

Faire vacciner les enfants dès la naissance.

Eliminer la source en amenant à la clinique toute personne qui tousse pendant plus de deux semaines.

NB: Une personne sous tuberculostatiques (traitement contre la tuberculose) pendant plus de deux semaines, ne peut plus transmettre la maladie.

Eviter la promisquité

Ouvrir les fenêtre même pendant l'hiver afin de recevoir l'air frais et diluer la concentration du mycobactérium tuberculosis.

La dose journalière d'isoniazide

Une dose d'isoniazide est recommandée à tous les malades atteint d'HIV ayant un test de tuberculine positif mais sans développer la maladie tuberculose.

Avant de commencer la prise d'isoniazide le test de SGPT doit être fait afin d'exclure toute maladie hépatique parce que l'isoniazide peut être toxique pour le foie

La dose recommandée est de 5mg/kg (maximum 300mg/jr) pendant 6 mois.

LES STADES DE LA TUBERCULOSE

Primo infection

On parle de la primo infection de la tuberculose, losque l'individu est exposé au mycobactérium pour la première fois. Le système immunitaire se développe quatre à six semaines plus tard pour éliminer totalement l'infection primaire mais il ya des cas où quelques bacilles résistent au système immunitaire et l'individu peut développer la maladie quelques mois ou quelques années plus tard.

La réactivation endogène

Une fois que le système immunitaire s'affaiblit les mychobactérium qui avaient résité à la réaction immunitaire se multiplient et l'individu développe la maladie.

La réactivation exogènes

On parle de la réactivation exogène quand l'individu s'attrape d'autres mychobactérium qui viennent fortifier ceux qui avaient résisté au système immunitaire et l'individu développera la maladie.

LES SYMPTOMES DE LA TUBERCULOSE

Au début de l'infection la maladie est asymptômatique mais après un certain temps le malade présentera les symptômes suivants:

La toux

La fièvre

La transpiration nocturne

Perte de l'appétit

Perte de poids

Fatigue

La présence du sang dans les crachats, la douleur thoracique et la difficulté de respirer peuvent être présents.

La maladie est contagieuse à partir du moment ou le malade commence à tousser.

DIAGNOSTIC DE LA TB

Le diagnostic de la tuberculose se fait par

Les examens de crachats

Les examens des crachats peuvent être fait pour:

Diagnostiquer la tuberculose

Vérifier si le malade est complètement guéri après avoir pris correctement son traitement.

NB: Pour un résultat correct les examens des crachats doivent être fait deux ou trois fois

La culture des crachats

Ceci est recommandé pour:

Les malades qui présentent tous les symptômes de la tuberculose mais tous les examens des crachats sont négatifs.

Quand le médecin suspecte une tuberculose extrapulmonaire.

En cas de résistance au tuberculostatiques dans le but de chercher la sensibilité des mycobactérium aux tuberculostatiques et choisir un traitement approprié.

Principe de la culture des crachats:

Les crachats sont mis sur un milieu de culture pour permettre aux mycobactérium tuberculosis de croitre. Après quelques jours ou semaines, ces mêmes crachats sont examinés au microscope pour diagnostiquer la maladie.

De là le laborantin va exposer ces mycobactérium aux différents tuberculostatiques afin d'apprécier la sensibilité et choisir les tuberculostatiques les plus efficaces pour le malade.

La radio du thorax

Elle est faite lorsque tous les trois examens des crachats sont négatifs mais le malade continue à présenter les symptômes de la tuberculose.

Le test à la tuberculine

Le test à la tuberculine est fait pour diagnostiquer une tuberculose latente plus spécialement chez les enfants.

Le principe de la tuberculine est d'injecter en dessous de la peau, une dose de la PPD (Purifies protein derivate).

48 à 72 heures plus tard l'organisme va réagir au PPD, une induration se dévelopera à l'endroit de l'injection. Le diamètre de l'induration déterminera si le malade a la tuberculose ou pas.

Pour une personne HIV négatif un diamètre supérieur à 15mm est consideré comme étant positif et un diameter inférieur à 15mm est consideré comme étant négatif.

Pour une personne HIV positif un diamètre supérieur à quatre millimètre est consideré comme étant positif et un diamètre inférieur à quatre millimètres est consideré comme étant négatif.

Un résultat de la tuberculine positif indique une infection à la tuberculose mais pas toujours la maladie tuberculose.

LA TUBERCULOSE EXTRA PULMONAIRE

C'est une tuberculose qui se développe en déhors des poumons.

Examples des cas de tuberculoses extrapulmonaires:

La tuberculose des voies respiratoires supérieures:

La tuberculose de l'épiglôte, du larynx, du pharynx.

La tuberculose de la bouche, des amygdales et de la langue.

La tuberculose milière

La tuberculose des ganglions

La tuberculose de la cavité pleurale

La tuberculose des voies génito- urinaires

La tuberculose osseuse

La tuberculose du système nerveux central

La tuberculose abdominale

La tuberculose péricardiaque

La tuberculose rénale

La tuberculose de la peau et du tissu sous cutané

La maladie de Pott

LE TRAITEMENT DE LA TUBERCULOSE

Toute personne qui tousse pour plus de deux semaines doit consulter son médecin traitant pour diagnostiquer et traiter la tuberculose.

Le traitement de la tuberculose peut se faire dans 6 mois, 9 mois ou 12 mois selon les cas.

Pour un meilleur résultat, le malade doit prendre ses produits selon la prescription et respecter tous les rendez vous médicaux.

Le malade doit manger une nourriture équilibrée.

Actuellement une association de quatre tuberculostatiques est donnée pour une période de six mois à tous les malades atteints de la tuberculose.

Il s'agit de l'association de:

Rifampicin, Ethambutol, Pyrazinamide et isoniazid.

La vitamine B6 est associée aux tuberculostatiques pour prévenir toute douleur nerveuse.

LES EFFETS SECONDAIRES DES TUBERCULOSTATIQUES

L'intoxication du foie est possible dans certains cas

Les signes d'alarme d'une intoxication du foie:

Douleur abdominale

Nausées

Vomissement

Manque d'appétit

Fatigue

Une vision floue

Les urines sombres

Fièvre

Démangéaison

Sensation des brûlures dans les mains et pieds

Jaunice

PNEUMONIE

La pneumonie est une maladie inflammatoire des poumons caractérisée par une production abondante des sécrétions bronchiques.

CAUSES

La pneumonie peut être causée par les bactéries, les virus, les champignons, les parasites et même les produits chimiques.

La pneumonie peut aussi être causée par un traumat pulmonaire.

LE PROCESSUS DE LA CONTAMINATION DES POUMONS

Les microbes peuvent atteindre les poumons par inhalation des gouttelettes de fluides se trouvant dans l'air.

Pendant l'effort de vomissement une personne peut inhaler les microbes en provenance du tube digestif et développer la pneumonie.

Les microbes peuvent aussi atteindre les poumons par la voie sanguine lorsqu'il ya une infection ailleur dans le corps.

Une fois que les microbes atteignent les poumons, ils envahissent les cellules des voies respiratoires. Ceci peut entrainer la destruction des cellules pulmonaires.

La reponse du système immunitaire à l'infection provoquera la production des crachats. Ce processus va endomage d'avantage les poumons.

SYMPTOMES

Les symptômes de la pneumonie sont les suivants:

Une toux productive avec les crachats jaunâtre ou verdâtre.

Dans certains cas le patient peut cracher du sang.

La douleur thoracique

La dyspnée

La fièvre

Les nausées et les vomissements

Les douleurs musculaires et articulaires

La cyanose surtout aux extrémités

Les maux de tête

La fatigue

La transpiration

Les douleurs abdominales et la diarrhée peuvent être présentes dans certains cas.

DIAGNOSTIC

Le diagnostic de la pneumonie se fait par:

La radiolographie du thorax

Les examens de sang

La culture des crachats

PREVENTION

Le traitement adéquat de tout malade HIV positif réduit le risque de développer la pneumonie.

Arrêter de fumer parce que la fumée de la cigarette endommage les poumons et inhibe la défense naturelle de l'organisme. La vaccination contre certains germes capable de causer la pneumonie (streptocoques pneumonae, haemophilus influenzoe)

Haemophilus influenzoe rend le corps vulnérable à la pneumonie bactérienne aussi l'infection à l'hemophillus influenzoe peut se compliquer par une pneumonie virale.

Les examens de sang à chaque femme enceinte pour éliminer toutes les infections bacbérienne et protéger ainsi le nouveau né de la pneumonie.

TRAITMENT

Consulter votre médecin de famille ou votre clinique pour diagnostiquer et traiter la pneumonie.

Généralement la pneumonie est traitée comme suit:

La prise dantibiotiques selon la prescription médicale

Boire suffisamment les liquides riches en vitamins et antioxydants.

Le repos

En cas d'une pneumonie virale un traitement antiviral sera associé à ce traitement.

PROGNOSIS

Avec un traitement approprié la maladie sera éliminée après quatre semaines mais une pneumonie virale peut prendre plus de temps.

Une pneumonie peut se compliquer d'une septicémie et vingt pourcent des malades peut en mourir.

Les malades atteints d'une pneumonie peuvent présenter des difficultés pour respirer, ceci va réduire la distribution d'oxygène dans le corps et comme conséquence la peau prendra un aspect bleuâtre (cyanose) et si l'oxygène n'est pas administé la mort peut s'en suivre.

COMPLICATIONS

Les fluides peuvent se collecter dans la cavité pleurale (espace ente les poumons et l'enveloppe qui les couvre) et causer une pleurésie et dans des cas plus sérieux les germes peuvent infecter ces fluides et causer un emphysème (collection des pus dans l'enveloppe qui couvre les poumons).

Dans un cas pareil une ponction sera nécessaire étant donné que les antibiotiques ne pénétrent pas correctement dans la cavité pleurale.

L' abscès des poumons

La septicémie.

La mort

La pneumonie est la cause majeure de la mort dans le monde.

L'Organisation Mondiale de la Santé estime que 1/3 des cas de décès chez les nouveaux nés est causé par la pneumonie.

LA CANDIDOSE ORALE ET OESOPHAGEALE

Toute personne a quelques candidats albicans dans son tube digestif et dans son vagin (femme) mais ceux ci ne sont nuisibles que lorsque le système immunitaire de l'individu s'affaiblit.

La candidose est une maladie commune pour les malades atteints d'HIV et surtout ceux dont le taux de lymphocytes T4 est inférieur à 200/ml.

La candidose peut aussi affecter l'œsophage et causer une candidose œsophagienne qui se caractérise par une difficulté d'avaler.

SYMPTOMES

CANDIDOSE ORALE

Les lésions peuvent être vues sur la langue, La gencive, le palais et le pharynx.

Selon l'apparence les plaques d'une candidose peuvent être:

Pseudomembraneux: Ceci sont des plaques blanchâtre et sans douleur qu'on voit sur la langue, la gencive ou le pharynx...

Erythémateux: Ce sont des taches rouge et plates qu'on observe à la partie postérieure de la langue, gencives et palais.

Fissures des coins des lèvres: Ce sont des fissures remarquées au coins des lèvres.

Les autres symptômes sont:

Mauvais goût dans la bouche

Hypersensitivité de la langue

Manque d'appétit

CANDIDOSE OESOPHAGEALE

La candidose œsophagienne se caractérise par une difficulté d'avaler, sensation de blockage au niveau de la gorge, nausées, vomissement, perte de poids.

Les symptômes d'une candidiose orale peuvent être présents.

DIAGNOSTIC

Le diagnostic se fait en examinant correctement la bouche

Le frottis du produit de la lésion,

La culture et l'antibiogram est nécessaire en cas de résistance au traitement donné.

En cas d'une candidose œsophagienne l'endoscopie peut être nécessaire.

TREATMENT

Consultez votre médecin de famille ou votre clinique pour diagnostiquer et traiter correctement la maladie.

Le médecin prescrira les antifongiques par voie générale et locale.

L'éducation du patient:

Le malade doit brosser les dents après chaque repas, utilisant une brosse à dent douce

Le malade doit enlever toute prothèse dentaire et bien se rinser la bouche avant d'appliquer la crème antifongique.

Le malade doit attendre aumoins quinze minutes après avoir appliquer le produit sur les lesions, avant de manger ou de boire.

Le malade évitera les épices dans sa nourriture.

HERPES ZOSTER OU ZONA

C'est une maladie causée par un virus appelé varicellae zoster et qui est caractérisée par l'apparition des vésicules douloureuses qui se limitent d'un seul côté du corps.

L'infection initiale cause une maladie aigue de courte durée appelée la varicelle.

Une fois que le malade est guéri de la varicelle, le virus démeure à l'état latent dans le corps jusqu'à ce que le système immunitaire de l'individu s'affaiblisse. Cette fois ci, la personne développera le zona.

SYMPTOMES

Malaises, maux de tête, fièvre, la sensation de brulûres, picottement, démangéaison, hypersensitivité, paresthésie…

Avant 3 semaines les vésicules caractéristiques d'une zona vont se développer.

DIAGNOSTIC

Le diagnostic se fait par l'examen physique du malade.

Au cas où les vésicules n'apparaissent pas vite, le diagnostic d'une herpès zoster sera difficile à poser.

Dans un cas pareil un examen de sang sera recommandé.

PRONONSTIC

Le zona ne peut se développer que chez une personne qui a développé la varicelle dans le passé.

La récurrence est possible mais rare.

Une personne souffrant de la varicèlle ou de l'herpès zoster ne peut transmettre la maladie qu'à partir du moment où les vésicules se développent jusqu'à ce que ceci sèchent. La contagion se fait par le contact direct avec le fluide des vésicules. La personne contaminée développera la varicelle s'elle n'a pas été vacciné et s'elle n'a jamais souffert de la varicelle.

PREVENTION

Zostavax: Vaccin contre varicella zoster virus.

Régime riche en fibres, vitamines et sels minéraux pour améliorer le système immunitaire.

TRAITMENT

Consultez votre médecin de famille ou votre clinique pour le diagnostic et le traitement.

Dans la plupart des cas le médécin va prescrire:

Un antidouleur local et un antidouleur général.

Les stéroides par voie orale.

Un antiviral pour stopper la réplication des virus et réduire la durée de la maladie.

HERPES GENITAL

L'herpès génital est une maladie sexuellement transmissible caractérisée par l'apparition des vésicules douloureuses au niveau du sex.

En cas d'immunodépression la maladie devient plus sérieuse et la récurrence est possible.

SYMPTOMES

Fièvre, perte d'appétit, malaises, présence des ganglions lymphatiques aux plis inguinaux, présence des vésicules douloureuses sur le sex, augmentation des sécrétions vaginales, hémorragie vaginale en déhors des règles, douleur à la miction (dysurie).

DIAGNOSTIC

Biopsy de la lésion.

TRAITMENT

Consultez votre médecin de famille ou votre clinique pour le diagnostic et le traitement.

Le médecin va vous prescrire:

Un analgésique par voie locale et un analgégique par voie générale.

Un antivirus.

En cas de récurrence le médecin peut recommander de répéter le même traitement.

La crème spermicide améliore la condition et arrête le processus.

PRONOSITIC

L'herpès génital peut conduire au cancer.

Parfois la nécrose du col utérin causée par herpès génital peut paraître comme les cellules d'un cancer squameux à son 2ème stade.

L'herpès génital peut conduire à un avortement spontané, mort né et peut être la cause de la mort périnatale.

DERMATOSE SEBORRHEIQUE

C'est une condition caractérisée par les démangéaisons localisées au cuir chévelu, creux accillaires et pubis. Les démangéaisons s'accentuent lorsque la peau est sèche.

TRAITMENT

Consultez votre médecin de famille ou votre clinique pour diagnostiquer et traiter la condition.

Le médecin prescrira:

Une crème stéroide locale.

Evitez l'usage du savon et garder la peau humide.

L'usage des ART améliore la condition.

FOLLICULITE EOSINOPHILIQUE ET BACTERIENNE (ACNES)

C'est la présence des boutons qui chatouillent dans les follicules des cheveux ou des poils provoquant une réaction inflammatoire.

TRAITEMENT

Consultez votre médecin de famille ou votre clinique pour diagnostiquer et traiter la condition.

Le médecin prescrira:

Une pommade stéroide locale

Une crème antibactérienne

Les ART améliorent la situation.

L'INFECTION FONGIQUE DES ONGLES

C'est une condition caractérisée par l'inflammation des ongles (red, gonfle et douleur) aussi bien que le détachement de l'ongle de son lit. Epaississement et coloration blanchâtre de la partie proximale de l'ongle.

TRAITEMENT

Consultez votre médecin de famille ou votre clinique pour diagnostiquer et traiter la condition.

Le médecin vous prescrira:

Les fongicides par voie général et local.

NB: Les fongicides se prennent pendant deux mois pour les ongles des doigts et pendant trois mois pour les ongles des orteils.

Evitez l'alcool pendant que vous êtes sous traitement par ce que les fongicides augmentent la concentration de l'alcool dans le sang.

LA DIARRHEE

La diarrhée est une émission fréquente des selles liquides.

CAUSE

La diarrhea peut avoir comme cause:

Une infection

L'ingestion d'une toxine

Le stress et l'émotion

TRAITEMENT

Consultez votre clinique pour les investigations et un traitement approprié:

La Métoclopramide peut être donnée si la diarrhée est associée aux vomissements.

Le sérum de rehydratation oral doit être donné pour remplacer les liquides perdus

La Lopéramide peut être donnée selon l'appréciation du médecin.

L'élimination de la cause.

PRIERE

Rends grâce à Dieu pour le souffle de vie parce que, la bible dit qu'il y a de l'espérance pour ceux qui vivent encore.

Rends grâce à Dieu pour le privilège qu'il t' accorde de connaitre que tu es HIV positif. Beaucoup de personnes ne l'ont pas su jusqu'à ce qu'ils soient morts; aumoins tu le sais avant, et tu peux faire quelque chose toujours par la grâce de Dieu.

Même si le médecin te disait qu'il ne peut rien faire pour toi, aumoins tu peux te préparer pour bien mourir. Peux tu imaginer quelqu'un qui meurt par accident de circulation, il n'a même pas eu le temps de préparer sa famille ni sa relation avec son Créateur.

Pardonnes la personne qui t'a transmis la maladie même si tu ne la connaissais pas.

Si tu ne parvenais pas à la pardonner demandes à Dieu de te faire grâce et qu'il te rende capable de pardonner parce que le pardon est de Dieu.

Souviens toi que dans le pardon, il ya une puissance qui libère. En pardonnant tu te fais du bien car tu te libères.

Souviens toi que tu es aussi pécheur et que tu as besoin du pardon quelque part. Comment veux tu que Dieu te pardonne alors que toi tu ne sais pas pardonner?

Demandes à Dieu de pardonner tous tes péchés

Si tu es responsable de ta condition, démandes à Dieu de te pardonner parce que tu n'as pas honoré le temple du Saint Esprit, étant donné que la bible dit que le corps humain est le temple du Saint Esprit.

Démandes à Dieu de te pardonner parce que tu as passé la maladie aux autres et même aux innocents.

Pries pour toutes les personnes à qui tu as passé la maladie afin que la grâce de Dieu soit sur elles

Si tu es victim de la maladie, pardonnes ton conjoint.

Ne te venges pas parce que la bible ne te le recommande pas mais elle nous dit que la vengeance appartient à Dieu

Crois en la prière que tu viens de faire parce que la bible dit que si tu reconnais que tu as péché, et que tu confesses de tout ton Coeur, Dieu est juste et fidèle pour te pardonner. Même si ton péché était rouge comme le cramoisy il deviendra plus blanc que la néige.

Pries afin que la grâce de Dieu soit sur toi.

Pries selon ta foi.

Souviens toi que Dieu est en mésure de guérir même des maladies incurables.

Souviens toi du livre de Jean 14, 13: "Tout ce que vous demanderez à Dieu au nom de Jésus Christ il vous le donnera".

Crois en ta prière et remercies le Seigneur.

CONCLUSION

HIV/AIDS n'est qu'une maladie chronique comme l'hypertension, le diabètes mellitus et beaucoup d'autres….

Toute personne est sensée connaitre son état de santé.

Une fois que tu connais ton état de santé prends la bonne décision de mèner une vie positive.

Si tu es HIV négatif c'est une très bonne chose mais n'oublies pas que la plupart de ceux qui sont HIV positif aujourd'hui était HIV nègatif un jour. Ceci veut dire que toi aussi tu peux devenir HIV positif si tu ne prends pas une bonne décision.

C'est très facile de changer d'HIV négatif à HIV positif mais jusque là l'inverse est impossible et c'est seulement par la grâce de Dieu que tu peux arriver à cela.

Si tu es HIV positif ce n'est pas grâve car la vie est précieuse. Ne permets pas au virus de détruire ta joie et ta vie.

Tu as le pouvoir sur la maladie et tu peux la détruire en prenant la bonne décision de prier, rester positif, suivre les conseils de ton médecin et de ton psychothérapeute et en respectant tous les contrôles médicaux.

Aucune maladie n'a le pouvoir de tuer à moins que tu donnes à cette maladie ce pouvoir là ou soit c'est ton temps de mourir.

Seul Dieu peut donner ou reprendre la vie à une personne.

Si c'est ton temps de mourir, tu mouras même si tu es HIV négatif et si ce n'est pas encore ton temps tu ne mouras pas même si tu es HIV positif à moins que tu te décides toi même de mourir en rejétant les conseils médicaux.

La maladie n'est qu'une voie par la quelle une personne peut mourir.

Il ya des personnes qui meurent tous les jours suite à différentes causes et non seulement du SIDA.

Si tu veux aller à Durban, tu peux y aller par avion, par train, par bus, par vélo et même à pieds. Quel que soit le moyen de transport que tu utilises, tu arriveras à Durban parce que c'est ta destination. L'unique différence sera que la personne qui prendra l'avion ne connaitra pas de fatigue aussi elle arrivera à temps.

La personne qui prendra le bus sera fatiguée aussi elle arrivera plus tard que la personne qui a pris l'avion.

La personne qui prendra le train arrivera plus tard mais aussi plus fatiquée que celle qui a pris le bus.

Ceci est la même chose en cas de mort. Tous mouront un jour, mais à partir des différentes causes, différentes conditions et au différents moments. Pour certains ce sera par accident de voiture, d'autre crise cardiaque et d'autres par maladies.

Si tu suis les conseils de ton médecin et de ton psychothérapeute tu peux vivre longtemps malgré le SIDA, et si tu ne prends pas ta vie au sérieux tu mouras même étant HIV négatif.

Beaucoup de personnes se sentent affectées à savoir qu'un membre de famille ou un ami est atteint d'HIV ils pensent déjà comment ils vont l'entêrer. Une surprise peut arriver lorsque cette personne prendra sa vie au sérieux et qu'ils s'amusent. Ils peuvent se retrouver enterrés par la personne HIV positif.

Dans le livre de Génèse 1:28 il est écrit que Dieu donna à l'homme l'autorité sur toute chose.

SOIS POSITIF, SUIS LES CONSEILS DE TON MEDECIN, RESPECTES TES RENDEZ VOUS MEDICAUX ET SURTOUT PRIES TON DIEU CAR IL EST CAPABLE.

QUE DIEU TE BENISSE.

[1] Dr Leon Regensberg and Memela M Makiwane(Ed), 2009, AFA Clinical guide lines, pharmacy direct, page: 52
AIDSinfo, HIV/AIDS Health topics, treatment failure

[1] Dr Leon Regensberg and Memela M Makiwane(Ed), 2009, AFA Clinical guide lines, pharmacy direct, page: 53
Mims 2003, diseases review, section 4, page 338.
AIDSinfo, clinical guidelines portal, guide lines for the use for antiretroviral agents in HIV1 infected adults and adolescents, drugs interactions.

[1] Science daily, Science news, The many causes of immune deficiency found on: www.sciencedaily.com/releases/2009/...
Dr Leon Regensberg and Memela M Makiwane(Ed), 2009, AFA Clinical guide lines, pharmacy direct, page:
[1] Foundation for professional development, the integrated of TB, HIV and STD in the primary health care seting for doctors, section 1, page 9, Eskom.

[1] MedlinePlus, Tuberculosis found at
www.nlm.gov/../tuberculosis.html

Foundation for professional development, the integrated of TB, HIV and STD in the primary health care seting for doctors, section 1, page 12 Eskom

[1] Patient.co.uk/Tuberculosis found at www.patient.co.uk>home>professional reference
[1] Foundation for professional development, the integrated of TB, HIV and STD in the primary health care seting for doctors, section 1, page 21, Eskom
Kids health, Tuberculosis found at www.kidshealth.org>kidshealth>parents>infection
CDC Center for diseases control and prevention, Tuberculosis found at www.cdc.gov/../Itbiandactivetb.htm
[1] Foundation for professional development, the integrated of TB, HIV and STD in the primary health care seting for doctors, section 1, page 15-24, Eskom

[1] Foundation for professional development, the integrated of TB, HIV and STD in the primary health care seting for doctors, section 1, page 73-74, Eskom
www.patient.co.uk/Tuberculosis/investigations

[1] Foundation for professional development, the integrated of TB, HIV and STD in the primary health care seting for doctors, section 1, page 73-74, Eskom

[1] Foundation for professional development, the integrated of TB, HIV and STD in the primary health care seting for doctors, section 1, page 75-78, Eskom

[1] Foundation for professional development, the integrated of TB, HIV and STD in the primary health care seting for doctors, section 1, page 83-84, Eskom

[1] MedlinePlus, Tuberculosis found at www.nlm.gov/../tuberculosis.html
Foundation for professional development, the integrated of TB, HIV and STD in the primary health care seting for doctors, section 1, page 44-46, Eskom

NHS choices, tuberculosis found at www.nhs.uk/../tuberculosis.html

[1] Dr Leon Regensberg and Memela M Makiwane(Ed), 2009, AFA Clinical guide lines, pharmacy direct, page:14 Foundation for professional development, the integrated of TB, HIV and STD in the primary health care seting for doctors, section 1, page 44, Eskom

[1] University of Maryland, Medical center, pneumonia introduction found at: www.umm.edu>Home>Medical reference>patient education
The New York times, Seach health, Pneumonia adults found at: www.health.nytimes.com>Health> Times Health Guide>p> Pneumonia
[1] Webmd,Lung disease and respiratory health center, pneumonia prevention found at www.webmd.com/../pneumonia/ prevention
Mayo clinic, pneumonia prevention found at www.mayoclinic.com>home>diseases and conditions>pneumonia/Basics
[1] MichaelAugenbraum, drugs disease and procedures, pneumonia in immunecompromised patients found at www.emedicine.medscape.com/article18078
[1] RHRU, Identification and treatment of minor HIV related infections identified during the course of staging HIV infection, USAID Southern Africa
www.wikipedia.org/wiki/angular chelitis
Chelitis Secrets, The root causes of Angular chelitis and what you can do to stop it found ae www.angularchelitissecrets.com/causes
[1] University of Maryland, Medical center,Candidiasiswww.umm.edu>Home>Medical reference>Complementary medicine
RHRU, Identification and treatment of minor HIV related infections identified during the course of staging HIV infection, USAID Southern Africa
Candidiasis, oral and esophageal, found at www.hab.hrsa.gov>clinical guide>Comorbidities and complications

The Body, Candidiasis Prevention Tips found at
www.thebody.com/content/art5867.html
[1] www.wikipedia.org/wiki/herpes zoster
CDC, Prevention of Herpes Zoster found at: www.cdc.
Gov/../rr57e0515a1.htm
MedlinePlus,Shingels found at
www.nlm.nih.gov/../000858.htm
[1] Webmd, Genital herpes Health Center, Genital Herpes and
HIV found at www.webmd.com../risk-HIV
CDC, Center for disease control and prevention, Sexually
transmited diseases (STD), Genital Herpes-CDC found at
www.cdc.gov/../stdfact-herpes.htm
[1] Seborrheic dermatitis found at
www.wikipedia.org/wiki/seborrheic dermatitis
MedilinePlus, seborrheic dermatitis found at
www.nlm.nih.gov/../000963.htm

[1] DermNet NZ, Eosinophilic folliculitis found at
wwwdermnetnz.org?acne/eosinophilic folliculitis
Rosenthal D at al, 1991, found at
www.ncbi.nlm.nih.gov/pubmed.1671328, Department of
dermatology, University of California, School of medicine,San
Fracisco 94143.0506,
Mayo clinic, Folliculitis found at
www.mayoclinic,com>Home>Diseases and
conditions>Folliculitis>Basics.
[1] MedlinePlus, Fungal nail infection, found at
www.nlm.nih.gov/../001330htm
RHRU, Identification and treatment of minor HIV related
NHS Choices, Fungal nails infection found at
www.nhs.uk/../introduction.aspx

.